DE

L'ÉDUCATION SEXUELLE

CONFÉRENCE

FAITE

A L'ÉCOLE DES HAUTES ÉTUDES SOCIALES

PAR

M. le Dr PIERRE RÉGNIER

Extrait de *L'Hygiène Scolaire*, nº 26, avril 1909.

PARIS

MASSON & Cie, ÉDITEURS

LIBRAIRES DE L'ACADÉMIE DE MÉDECINE

120, BOULEVARD SAINT-GERMAIN (6e)

1909

L'ENSEIGNEMENT DES QUESTIONS DE PHYSIOLOGIE SEXUELLE (1)

MESDAMES, MESSIEURS,

Le titre de cette conférence portait tout d'abord : « Enseignement des questions de physiologie sexuelle à l'école ». Mais le comité de la Ligue a pensé qu'il était préférable de traiter la question de l'éducation sexuelle tout entière en l'envisageant surtout au point de vue pratique.

C'est ce que je vais tenter ce soir devant vous. Les préoccupations des éducateurs, des médecins, voire même de quelques pères de famille touchant cet important chapitre de l'éducation générale, sont relativement récentes. Néanmoins un vif courant d'opinion se fait déjà sentir et il semble à beaucoup, aujourd'hui, qu'un jeune être humain qui, par les lois naturelles de la croissance, va entrer en possession de certaines facultés et être exposé à la tentation d'en abuser d'une manière regrettable, devrait être averti à temps de l'emploi convenable de ces facultés et de leur but. Cette observation générale s'appliquant à tous, garçons et filles, mais avec plus de force aux premiers.

Ces préoccupations sont-elles justifiées ? La moralité de l'enfant a-t-elle eu à souffrir du système du « tout cacher » le seul employé jusqu'à aujourd'hui ?

Rarement problème fut plus facile à résoudre. Il ne s'agit pas ici de soutenir plus ou moins brillamment des opinions contradictoires. Il suffit de s'en rapporter loyalement à l'expérience du passé et de constater les résultats de cette politique d'abstention.

Nous aurons en vue surtout les garçons parce qu'ils sont plus exposés que les filles à subir l'effet puissant et inévitable de l'école et aussi parce que leur croissance contribue davantage à l'éveil des désirs physiques.

(1) Conférence faite à l'école des hautes études sociales, section de médecine et pédagogie, le 28 janvier 1909.

Dans une récente conférence, notre éminent président, M. le Dr Mathieu, a montré d'une façon saisissante l'état de démoralisation profonde des collectivités d'écoliers.

Il a courageusement dénoncé le caractère fatal de cette contamination qui débute par des conversations licencieuses, des lectures malsaines, pour aboutir finalement à des actes profondément immoraux.

Pourrait-il en être autrement ? — De ces enfants d'âges divers, un grand nombre traversent la crise de la puberté et leurs sens en éveil enflammant leur imagination, il est impossible, malgré la surveillance la plus active, d'éviter les sujets sexuels dans les conversations.

La curiosité devient bientôt générale et l'ignorance étant presque absolue, il en résulte l'éclosion d'idées fausses, absurdes, et surtout vicieuses.

Ainsi, tandis que le savoir de l'enfant sur tous les autres sujets est sain et édifiant parce qu'il aura éveillé toute la sollicitude des éducateurs, ce qu'il a appris de la génération et de la naissance est d'emblée, pour son esprit, un véritable poison.

Cette initiation précoce, mais incomplète, devient à son tour une cause de dissimulation gênée, de curiosité avide et indiscrète cachée sous une indifférence affectée qui trompe les parents. Mais il y a plus : à ce moment, un drame, drame parfois poignant, se déroule dans l'âme même de l'enfant.

Il y avait un temps, en effet, où il avait coutume de s'en remettre à ses parents pour le guider dans l'acquisition de toute science. Il leur soumettait directement ses petites difficultés. Maintenant il a découvert qu'il y a une série de questions relatives à des sujets d'un intérêt suprême et unique pour lui, sur lesquels on ne lui donne aucune réponse satisfaisante.

Ne pouvant espérer de la part de ceux qu'il doit aimer et respecter et sur qui il est le plus disposé à s'appuyer que des réponses évasives, des fables, des sottises, souvent même la défense formelle de s'occuper de ces questions, il tourne son attention vers d'autres sources d'informations.

Instinctivement l'enfant sent bien qu'il y a dans ces acquisitions ainsi faites quelque chose de dangereux. Mais la science est la science après tout, et si ces sources impures ne sont pas les meilleures, il n'en connaît pas d'autres.

Ses parents semblent l'avoir mis avec intention dans la nécessité de ramasser ce qu'il peut de cette manière incohérente.

Il a conscience d'une contradiction embarrassante entre l'éducation et l'atmosphère morale de la maison et celles du milieu où son père l'a placé. Mais il cesse bientôt de chercher des explications.

Il faut vivre sa vie ; il faut apprendre des choses et le petit garçon sent qu'il exerce un droit en remplissant de son mieux le vide que ses parents ont laissé.

Et ce vide est bientôt comblé, mais à quel prix ?

Au prix de la destruction plus ou moins complète de son innocence et de sa confiance dans ses parents.

Ces derniers ne tardent pas à s'en apercevoir et souvent même ils s'en étonnent ; ils peuvent même ne pas savoir pourquoi ; mais ce dont ils peuvent être certains c'est que la perte est irréparable pour toute la vie.

En constatant ces lamentables résultats, il ne faut pas s'empresser d'accuser uniquement l'école. Le premier compagnon de jeu, un jeune domestique même, peut être le malencontreux initiateur. Le vrai coupable, c'est la négligence, c'est cette lacune inexplicable dans l'éducation de l'enfant. Telle est la situation jusqu'à l'âge de douze à treize ans.

Bientôt surviennent une série de troubles, d'épreuves dûs au développement physique.

Ceux qui ont pu échapper jusqu'ici grace à leur insensibilité d'êtres sans sexe vont succomber à leur tour fatalement.

Il est inutile d'insister sur les conséquences immédiates de cette dépravation : troubles apportés dans le développement physique, affaiblissement des facultés intellectuelles, dégradation morale, tel peut être le bilan.

Mais il faut redouter surtout, pour l'avenir, ces impressions de début, si profondes, si tenaces qui peuvent en faire pour toujours des êtres voués aux plus déplorables aberrations. Or, on ne peut nier de nos jours l'accroissement inquiétant de l'inversion sexuelle.

Messieurs, il est inutile de démontrer qu'à un certain âge, les garçons peuvent trouver dans la satisfaction de leur penchant pour l'autre sexe, une sauvegarde complète contre les erreurs des sens. Aussi, sans crainte de vous paraître paradoxal, je me permets de vous dire : si vous avez négligé l'éducation sexuelle de vos fils pendant leur enfance et leur adolescence, prenez garde. Maintenant qu'ils sont de jeunes hommes, peut-être vous déciderez-vous à aborder ces questions et irez-vous leur prêcher l'abstention au nom de la morale.

Encore une fois, faites attention ! N'y a-t-il pas derrière eux tout un passé d'aberrations dont la femme seule peut apporter l'oubli ? Un instinct, sûr, cette fois, les pousse à reconquérir leur dignité d'homme. Craignez, en leur barrant la route, de compromettre à jamais leur sauvetage.

Les scandales qui, depuis quelques années, éclatent si fréquemment par delà nos frontières n'ont certainement pas d'autres causes. Il serait puéril de voir dans ces faits une preuve de la dégénérescence de toute une race qui à d'autres points de vue donne tant de signes incontestables d'une évolution progressive. Tels sont donc les résultats du silence systématique observé dans le passé.

Lorsque les parents, aveugles de parti pris, ne peuvent cependant pas nier l'évidence, ils s'abandonnent à la plus violente indignation ; ils reprochent à leurs enfants de n'avoir pas su profiter des vagues principes de bienséance qu'ils n'ont même jamais nettement formulés.

Malgré leur expérience de la vie ils affectent d'ignorer que toute éducation est insuffisante, inutile même si elle n'est pas étroitement appropriée aux circonstances. Mais il est inutile d'insister : il y a déjà longtemps que Fénelon a porté un jugement sévère sur l'indulgence des éducateurs pour leurs propres erreurs et sur leu sévérité pour les faiblesses des enfants dont ils n'ont pas su ou voulu être les guides éclairés.

Donc, le père et la mère, aveugles par principe, ayant absolument négligé l'éducation sexuelle de l'enfant, ont chassé leurs préoccupations et mis leur conscience en repos grâce à un optimisme de commande qui se rencontre presque universellement chez tous. Il faudrait, pour qu'ils eussent raison, que l'enfant ainsi jeté désarmé dans la mêlée, fût à la fois sourd, muet, aveugle et par-dessus tout cela complètement idiot.

Aussi quand la contamination se sera effectuée pourra-t-on poser cette question : Père, mère, qu'as-tu fait de ton fils ?

Répondront-ils l'un et l'autre : Je n'ai pas osé ?

Je n'ai pas osé ! Accepterait-on cette réponse d'un homme qui, par lâcheté, aurait failli à son devoir ? d'un soldat qui aurait abandonné son poste en sacrifiant les intérêts les plus sacrés placés sous sa sauvegarde ?

Parents irréfléchis, quelle idée vous faites-vous donc de la procréation ? Parce que la nature prévoyante vous en a voilé les obligations, parfois terribles, dans l'avenir, d'une extase fugitive, n'y verrez-vous jamais que la satisfaction immédiate de vos désirs ? Mère, hier encore lourde de votre maternité, endolorie par votre enfantement, avez-vous déjà oublié vos angoisses et vos luttes pour affermir cette vie chancelante que vous avez créée du meilleur de vous-même ? Père, ne songez-vous plus à vos soucis de chaque jour pour assurer le bien-être ou seulement l'indispensable à cet être auquel vous vous sacrifiez d'instinct parce que vous lui devez tout ?

Mais c'est tout cela la procréation : c'est tout une tranche de vie qui trop souvent hélas ! se déroule comme un drame et dont vous vous obstinez à ne voir que le premier acte, mais encore défiguré, voilé à vos propres yeux par votre éducation manquée. Au souvenir de votre initiation malsaine le rouge de la honte vous couvre le front : c'est une raison de plus pour éclairer votre enfant. Quoique vous en pensiez, vous seul pouvez le faire en évitant la souillure. Certes l'effort est grand puisqu'il faut renverser tout un passé de réserve hypocrite ; mais vous devez voir que cette réserve est devenue la cause d'un véritable mal social.

Pour éluder et déplacer les responsabilités quelques parents répondent encore : « Je ne sais pas. » Quand on a fondé une famille on en sait toujours assez pour satisfaire la curiosité d'un enfant.

Certes dans l'éducation sexuelle le côté scientifique est primordial mais il ne doit venir qu'à son heure.

Mesdames, Messieurs, de ce trop long préambule je crois pouvoir conclure que l'éducation sexuelle est un devoir et que ce devoir incombe tout entier aux parents. Il leur est dicté par la confiance même de l'enfant qui d'instinct s'adresse à eux : par la nécessité même de la progression, de la mesure, de l'à-propos. Les parents seuls dans la vie commune de tous les instants peuvent saisir le moment opportun ; seuls ils connaissent le degré de développement cérébral de l'enfant. La mère ne confie à personne le soin de lui préparer une alimentation progressive et toujours appropriée au degré de développement de son tube digestif : c'est une préoccupation du même ordre qui l'oblige à s'occuper de sa première éducation sexuelle.

Du reste, les familles qui se retranchent encore derrière les principes du passé sont rares. Si elles s'abstiennent c'est moins par conviction que par manque d'expérience : c'est donc, avant tout, leur éducation qui est à faire sur ce point.

Père de famille et médecin j'ai cru devoir tenter sur mes propres enfants l'expérience de l'initiation progressive et opportune. Quels procédés ai-je employés, quels résultats ai-je obtenus ? C'est ce que je me propose de vous dire ce soir dans cette causerie.

Mesdames, Messieurs, un principe domine l'éducation tout entière : c'est la nécessité d'une confiance absolue et réciproque entre les parents et les enfants.

Quand cette confiance n'existe pas, il ne faut pas incriminer ces derniers. L'instinct qui les porte vers vous ne saurait les tromper ; sachez donc par votre attitude répondre à leur abandon, à leur tendresse. Soyez toujours simples et accueillants : évitez la solennité dans vos observations ou vos reproches.

Malgré la familiarité apparente de vos rapports, vous n'en obtiendrez pas moins le respect vrai et vous y gagnerez que ce respect se doublera d'affection.

Cela dit, abordons le côté pratique de la question.

Comme nous l'avons fait entendre incidemment, l'éducation sexuelle n'est qu'un simple chapitre de l'éducation générale, et doit, par suite être envisagée au triple point de vue physique, intellectuel et moral.

Pour l'étudier avec méthode prenons un enfant à la naissance et conduisons-le jusqu'à l'adolescence en exposant les procédés qui aux différentes étapes de son développement, nous ont paru applicables à la fois aux garçons et aux filles.

La première période, essentiellement hygiénique, appartient tout entière à la mère. Une toilette bien faite permettra d'éviter les irritations locales qui peuvent entraîner à leur tour des excitations inconscientes malsaines, et habituera l'enfant à recevoir ou à prendre les soins les plus délicats sans arrière-pensée. « La propreté, a dit Bacon, est la chasteté du corps ; elle est, dans une certaine mesure, gardienne de la pureté des mœurs, elle est une condition de santé pour l'homme, mais aussi une condition de dignité pour lui. »

Vers l'âge de trois ou quatre ans, la mère devra, à l'hygiène, associer la bienséance. Il importe de ne pas confondre ce sentiment avec la pudeur qui est un effet de certaines connaissances que l'enfant ne doit pas avoir. « Suivez l'esprit de la nature qui, plaçant dans les mêmes lieux les organes des plaisirs secrets et ceux des besoins dégoûtants, nous inspire les mêmes soins à différents ages, tantôt par une idée et tantôt par une autre, à l'homme par la modestie, à l'enfant par la propreté. »

Avec l'âge l'association des idées sera en quelque sorte fatale et la réserve enseignée à propos de « l'objet ridicule » tournera elle-même à la réserve à propos de « l'objet obscène » (Rousseau).

Un lit dur, des vêtements amples, une nourriture fortifiante mais non excitante, en un mot une hygiène générale bien comprise complètera ces indications.

L'enfant arrive ainsi à l'âge de six ans ; il vient de traverser la période la plus féconde en acquisitions de toutes sortes. Étude de lui même et du monde, faits particuliers, idées générales, il a tout abordé. L'amas de ses connaissances, presque spontanément acquises, est véritablement prodigieux. Au nombre de ces notions une l'a particulièrement frappé : c'est l'existence, dans la série animale, des mâles et des femelles et leur caractère d'absolue nécessité. Tout d'abord superficiel en apparence, ce fait a acquis progressivement de l'importance pour l'enfant qui a vu naître autour de lui des animaux familiers ; puis par des associations d'idées plus ou moins conscientes un rapprochement s'est fait dans son esprit. Le moment est venu pour lui de poser la question si redoutée des mères : Maman, comment se font les enfants ? — Ici, point d'hésitation : la réponse devra être claire, précise, complète : il y a beaucoup moins de danger à satisfaire sa curiosité qu'à l'exciter.

La forme cependant pourra varier à l'infini. Vous connaissez tous l'exemple si original rapporté par J.-J. Rousseau : « Il n'y avait pas longtemps que l'enfant avait jeté par les urines une petite pierre qui lui avait déchiré l'urètre ; mais le mal passé était oublié. Maman, dit le petit étourdi, comment se font les enfants ? Mon fils, répond la mère, sans hésiter, les femmes les pissent avec des douleurs qui leur coûtent quelquefois la vie. » Comme le fait justement observer le même auteur on trouvera difficilement une réponse plus judicieuse et qui aille mieux à ses fins. L'idée d'un besoin naturel et connu de l'enfant détourne celle d'une opération mystérieuse et les idées accessoires de la douleur et de la mort jettent un voile de tristesse qui amortit l'imagination et réprime la curiosité.

Mme Hoffmann propose cette formule toute débordante d'amour maternel, mais manquant, peut-être un peu de clarté : « Mon chéri, un jour tu étais si petit, si frêle, si délicat que tu n'aurais jamais pu supporter le vent et la pluie et le froid. Alors dans ce temps-là, tu comprends, tu avais un tout petit berceau bien chaud, tout contre mon cœur. Moi seule je te savais là, avec ton cher papa. Et nous t'aimions déjà, nous préparions tout pour recevoir notre trésor, quand un jour il serait assez fort pour supporter la tempête. Et quand ce jour-là tu es venu dans mes bras, oh ! combien j'ai été heureuse, comblée de joie. Comprends-tu maintenant pourquoi nous t'aimons tant. »

Une autre mère a donné à sa petite fille l'explication suivante. « Ma petite, il y a beaucoup de chambres dans notre maison, dont chacune a sa destination spéciale. Il y a la cuisine, il y a la salle à manger, il y a le salon, il y a les chambres à coucher. De même il existe dans le corps humain beaucoup de chambrettes qui ont chacune une destination spéciale. Une de ces chambrettes est destinée à recevoir et à digérer la nourriture, c'est l'estomac. Dans une autre se trouvent les poumons et le cœur : c'est la poitrine. Dans une autre les tout petits prennent vie, croissent et se développent, comme les semences qu'on met en terre. C'est là que je t'ai nourrie, ma chérie ; voilà pourquoi je suis ta mère et je t'aime tant. »

Il est inutile d'insister ; je suis convaincu, Mesdames, que votre esprit et votre cœur vous inspireront, quand le moment sera venu, les réponses les plus opportunes.

Dans quelques cas particuliers, l'enfant habitué à observer et à réfléchir est frappé par certaines analogies. La question qu'il pose est celle-ci : « Ne naissons nous pas comme les petits des animaux »? Il suffit alors de lui répondre affirmativement.

A partir de ce moment on pourra parler librement en famille de tout ce qui touche à la maternité. Remarquons le, en passant, nous n'avons encore abordé que ce côté de la question ; mais cela suffit pour satisfaire complètement et pour longtemps la petite fille qui, en vertu d'une loi naturelle s'intéresse uniquement à ce qui la concerne.

Quant au garçon, être ambigu dont la personnalité sexuelle ne s'affirme pas encore, il sera également satisfait pendant quelques années.

Toutefois les parents devront désormais éviter tout sous-entendu, toute réticence ; ils ne surveilleront jamais trop leurs conversations. L'enfant est d'une sagacité singulière et comprend facilement qu'on lui cache quelque chose.

Il faut surveiller également l'entourage, notamment les domestiques. C'est à ce prix seulement qu'on pourra être tranquille sur le compte des garçons jusqu'à l'age de dix ans environ.

Désormais l'enfant va fréquenter le collège ou l'école et se trouver en contact avec des camarades souvent plus âgés que lui. Jusqu'ici le rôle des parents a été en quelque sorte passif, aujourd'hui il leur faut intervenir résolument.

*
* *

Nous abordons évidemment un des points les plus délicats de l'éducation sexuelle ; nous sommes en présence d'une obligation si pénible qu'elle a presque toujours fait reculer les familles les mieux intentionnées. Permettez-moi, cependant, de vous affirmer, Mesdames et Messieurs, que ce pas est moins difficile à franchir que vous ne le redoutez et laissez-moi vous dire comment il me paraît possible de mettre en garde l'enfant sans porter la moindre atteinte à sa pureté.

Tout d'abord, le père ou la mère conserveront scrupuleusement leur manière d'être habituelle, ils ne modifieront ni leur ton, ni leur attitude, ils emploieront les mots les plus simples, ils éviteront toute considération plus ou moins solennelle sur la religion ou la morale. Ce qu'il faut dire est assez important par lui-même sans qu'on soit tenu de l'entourer d'un apparat de circonstance ; on courrait ainsi le risque de voir le principal s'effacer devant l'accessoire. Cela établi, il suffit de prévenir, tout naturellement, l'enfant : « qu'il est exposé à rencontrer dès le lendemain des camarades fort mal élevés. Ces camarades ne se contentent pas toujours d'être grossiers dans leurs propos, ils se livrent souvent aussi à des actes profondément répréhensibles. Les habitudes vicieuses seront ainsi jugées malpropres, dangereuses pour la santé, dégradantes pour l'intelligence et le caractère. On ajoutera, pour tout prévoir, que malgré les dires de ces garçons dépravés, ces habitudes n'ont aucun rapport avec la génération. Du reste, la génération n'a rien de mystérieux ; mais il faut, pour la comprendre, certaines connaissances en histoire naturelle que l'enfant ne possède pas encore ».

Ces conseils, ces affirmations suffiront pour le garçon de neuf à treize ans parce qu'il est à cette période, comme nous l'avons déjà vu, un être sans sexe, insensible à certaines impressions, incapable de rapporter spontanément à lui même ce qu'il voit ou ce qu'il entend dire sur les fonctions de reproduction. Complètement isolé il ne contracterait aucune habitude pernicieuse, ses sens endormis laissant son imagination en repos.

Toutefois cette période d'indifférence nécessitera, de la part des parents une surveillance incessante mais discrète. Des conversations fréquentes sur la bonne éducation de l'école, sur la moralité des camarades sont particulièrement efficaces, car la franchise des ré ponses, l'absence de toute gêne ou de toute réticence sont autant de preuves parfaites que l'enfant n'a pas succombé.

Nous avons dit, au début, que l'éducation sexuelle comporte naturellement trois parties : physique, morale et intellectuelle.

Les deux premières, nous venons de le voir, incombent exclusivement à la famille : la troisième, intellectuelle ou scientifique, est du domaine de l'école. Le moment est aussi venu de s'en occuper. C'est de neuf à treize ans, en effet, qu'il faudra, par des notions d'histoire naturelle bien comprises préparer la lumière complète pour la crise de la puberté.

* *

Etant donné ce but un peu spécial, immédiatement la question se pose : Que doit être, dans ce cas, l'enseignement de l'histoire naturelle ? — Vivant ! plus de livres, plus de tableau noir, plus de planches murales. C'est au milieu des champs, sous le soleil, que la nature veut nous révéler ses secrets admirables. A ces conditions seulement notre étude sera vraiment éducative. Il faut tout montrer à l'élève pour satisfaire pleinement sa curiosité en éveil.

L'ordre, dans ces recherches, ne sera pas indifférent. On commencera par la botanique puis passant à la zoologie on choisira, suivant l'âge et la maturité de l'enfant, d'une façon très progressive, les êtres qui se rapprochent de plus en plus de l'animalité supérieure.

On peut se demander, toutefois, si la plante n'offre pas avec l'animal, de trop lointaines analogies pour servir utilement à l'étude préliminaire de la fécondation.

Mesdames, Messieurs, il y a plusieurs façons de comprendre la botanique. A la plupart d'entre nous elle laisse le souvenir d'une science morte faite de descriptions minutieuses de tissus et de cellules et de classifications troublantes ; le tout hérissé de termes barbares à faire reculer l'helléniste le plus convaincu. Nous n'en voulons pas pour l'enfant, ce qu'il lui faut connaître, ce sont les lois de la vie végétale, sources d'émerveillements joyeux, de distractions sans cesse renaissantes, c'est la plante vivante en un mot. Aussi prendrons-nous comme guides ces auteurs qui ont senti palpiter le végétal et lui ont découvert une âme, les Boscowitz et les Grimard. Grimard ! savant et poète à la fois nous instruira par son observation pénétrante et nous enchantera par la magie de son verbe. Avec lui, plus de doute : en dehors de toute doctrine, il démontre incontestable l'analogie qui existe entre certaines manifestations de la vie végétale et les instincts les plus primesautiers, les plus obscurs de l'animalité. La plante respire et mange, elle se meut, souffre, prospère, travaille, se passionne, s'exalte, languit et meurt. Elle a un instinct qui s'élève aux proportions d'une passion véritable, c'est le désir de son bien-être, le besoin impérieux de prospérer, la soif de vie, en un mot, dans toute son invincible opiniâtreté. Elle recherche avec avidité l'air, la lumière, les terrains fertiles, l'eau qu'elle devine même à distance et vers laquelle elle dirige ses racines aveugles avec une incompréhensible sagacité. Puis c'est sa tige qu'elle allonge éperdument pour atteindre un rai de lumière ou qu'elle enroule toujours dans un sens séculairement déterminé en dépit de tous les obstacles.

Mais c'est surtout à l'époque de la floraison que les végétaux manifestent leurs énergies les plus étonnantes ! La plante semble se recueillir, comme dans la méditation du grand œuvre qui va s'accomplir ! Puis tout à coup elle éclate, une fièvre tout animale vient enflammer cette créature jusque là si calme et si froide, un dégagement de calorique s'opère dans ces tissus où nulle circulation anormale, nulle inflammation ne peut rendre ce phénomène explicable. Et peu à peu les plus hautes feuilles se modifient : à l'extrémité des branches on voit apparaître un bouton, quelques heures encore, la fleur va s'épanouir !

La fleur ! écoutez comment en parle l'auteur que nous avons pris pour guide. « C'est un poème tout entier. Voix silencieuse et pourtant éloquente elle semble chanter sourdement et exprimer à l'œil la fête de l'épanouissement, de la jeunesse, de la vie. Chaque corolle est un sanctuaire. Au fond de ces petits tabernacles, vont s'accomplir des mystères autrement respectables que ceux que dérobait au vulgaire le voile des anciens temples !

Une fleur est une famille, une image résumée de la vie sociale et toutes ces charmantes aigrettes d'étamines et de pistils dont se hérisse l'intérieur de la corolle forment un peuple de petits personnages dont il est vraiment bien difficile d'admettre l'indifférence ou l'insensibilité tant le milieu qu'ils occupent est un brûlant foyer, tant leurs fonctions sont importantes, tant sont délicates surtout leurs situations respectives. »

A cette heure de la floraison, heure de surexcitation singulière, l'instinct est pour le moment dépassé et la passion commence. C'est que nous voici parvenus au grand mystère, le mystère de la fécondation. Certains organes jusqu'ici immobiles vont se mouvoir maintenant avec précision et énergie. Observons le lis de St Jacques, les fritillaires, les renouées, voyez-vous comme les étamines se redressent pour atteindre le pistil ? Chez les nielles et les passiflores c'est au contraire le pistil qui s'incline vers les étamines trop courtes ou situées trop bas. Constatez avec qu'elle force le sablier d'Amérique, arbre monoïque, rapproche ses branches sans rapprocher ses fleurs ! Penchons-nous sur l'eau transparente d'un étang, les utriculaires et la vallisnérie nous feront assister à de véritables miracles ! Mieux encore, la fleur se fait coquette ; elle se pare des plus vives couleurs et répand ses parfums avec une prodigalité inconcevable. Maintenant elle veut attirer les insectes qui se chargeront de pollen pour le transporter inconsciemment sur les sommets glutineux des fleurs voisines et assureront ainsi la fécondation croisée. Que de précautions et que de ruses ! tantôt les étamines bandées comme des arcs projettent leur pollen entre les pattes de l'insecte visiteur, tantôt elles le déposent sur ses élytres tandis qu'il enfonce sa trompe gourmande dans la cavité du nectaire ! Ce seront encore les plantes déshéritées dépourvues d'attraits séducteurs qui tendront dans le vent leurs pistils empanachés pour recueillir au passage quelques grains de pollen répandus à profusion par les mâles innombrables. On est littéralement confondu devant la prévoyante sollicitude de la nature pour assurer la fécondation et cette loi impérieuse frappe bien vite l'esprit de l'enfant qui, par sa propre réflexion, conclut et généralise.

Mais nous devons aller plus loin. Ce grain de pollen déposé sur le sommet du pistil que devient il ? Un faible microscope nous permettra de le voir éclater et projeter un long tube rempli de liquide qui à travers les tissus conducteurs du style ira imprégner l'ovule apte désormais à la germination ! Cet ovule nous le verrons dans l'ovaire, fixé par le placenta, qui se rompra à la maturité, de la graine avide de liberté.

Dira-t-on maintenant que la botanique est insuffisante pour préparer les enfants de dix à onze ans à l'étude de la fécondation dans la série animale ?

Il serait plus logique d'affirmer qu'ils n'ont presque plus rien à apprendre sur les fonctions de reproduction.

* * *

Notre élève, garçon ou fille, est maintenant dans sa douzième année. Passons à la zoologie : à cette période, les batraciens et surtout les poissons sont particulièrement indiqués pour étendre ses connaissances en histoire naturelle. Sur la table de famille une savoureuse alose, par exemple, permettra de distinguer les sexes en appréciant les œufs de la femelle ou la laitance du mâle.

En outre, rien de plus facile que l'observation directe. Quelques cyprins de Chine ou mieux encore quelques épinoches, si originales avec leur nid d'algues vertes, nous apprendront à reconnaître les œufs dans ces masses gélatineuses que le mâle arrose, en passant, d'une liqueur fécondante.

Mesdames, Messieurs, j'espère, sauf erreur, avoir convaincu tous les parents, y compris les plus timorés, parce que la maternité, la fécondation des plantes et même la fécondation chez les animaux dans ce qu'elle a de plus imprécis, sont autant de notions qui finissent, malgré tout, par nous sembler banales. En réalité la question qui peut encore faire hésiter est beaucoup plus restreinte : il s'agit, en somme, des procédés à l'aide desquels la nature réalise la fécondation chez les animaux supérieurs, sans en accepter un seul. Comment allons-nous la résoudre ?

Nos enfants, fille ou garçon, ont aujourd'hui treize ans : pour la première l'école a fait assez, il appartient désormais à la mère de continuer ou d'arrêter l'initiation au gré des circonstances. Les sentiments jouent un trop grand rôle dans cette créature vibrante, pour confier à autrui cette délicate mission toute de clairvoyance affectueuse et de tendresse éclairée.

Quant au garçon, il est encore trop jeune pour recevoir des notions définitives, mais l'histoire naturelle nous offre des ressources inépuisables pour l'y préparer. L'exemple le plus expressif et le plus discret à la fois est fourni par les abeilles.

Prenons une ouvrière et serrons-la délicatement entre nos doigts ; elle projettera aussitôt au dehors cet aiguillon redoutable qui nous fait de cuisantes piqûres et donne la mort à tout insecte assez audacieux pour s'exposer à ses coups.

C'est qu'en effet il ne se contente pas de pénétrer très profondément dans les chairs, mais il inocule une goutte d'un poison, l'acide formique renfermé dans deux glandes latérales avec lesquelles il communique.

Prenons maintenant un mâle dont les mœurs pacifiques et inoffensives nous sont connues. Il paraîtra, lui aussi, vouloir attaquer ou se défendre : mais rassurons-nous. Ce n'est pas la mort, c'est la vie qu'il transmet, une fois dans son existence, parce que l'acide formique est remplacé, chez lui, par un liquide fécondant.

Brûlons maintenant les étapes : c'est l'heure de la puberté qui varie de quatorze à seize ans, mais est rarement plus précoce. La crise est dure pour l'enfant qui n'y est pas préparé ou qu'on abandonne à lui-même, et si la famille insouciante est obligée, par les circonstances, d'intervenir, le devoir lui semblera difficile !

Tout est aisé, au contraire, pour les uns et pour les autres, si le passé les y prépare.

Éclairé par ses études précédentes qu'en ce moment il complète avec celle des animaux supérieurs, le jeune homme de demain entrevoit toute la grandeur de son rôle dans l'acte de la procréation, et le père possédant toute sa confiance n'a que quelques mots à dire pour achever son œuvre si méthodiquement édifiée.

Ainsi vers sa quinzième ou seizième année, l'adolescent a reçu une éducation sexuelle complète mais envisagée à un point de vue purement égoïste. Aux notions d'hygiène et d'histoire naturelle il a ajouté le respect de lui-même ; le moment est venu de lui dire qu'il faut pratiquer le respect des autres. Le problème social doit maintenant être abordé. Vous savez tous, avec quel esprit et en quels termes M Malapert, professeur de philosophie à Louis-le-Grand, l'a discuté et résolu. Nous pouvons être certains que tous les professeurs de philosophie comprendront comme lui leur devoir et ne demanderont qu'à le remplir.

Mesdames, Messieurs, m'inspirant toujours d'une expérience personnelle déjà longue je vous dirai volontiers que l'enseignement du beau dans l'art ne doit pas être négligé. Le nu envisagé dans les œuvres des grands maîtres à l'âge où les enfants sont sans passion les met, pour plus tard à l'abri de toute émotion vicieuse en présence des journaux illustrés qui sont la honte d'une époque. Pendant quelques années les professeurs de littérature et d'histoire peuvent faire œuvre utile et durable parce que le bon goût prend aisément la forme du respect de soi même. « Il y a des fautes et des tendances morales, dit Marion, dont un esprit, habitué à vivre dans le commerce de la beauté, ne saurait concevoir ou souffrir l'idée. »

Préparé au respect de lui-même et des autres, il n'est pas mauvais de faire comprendre à l'adolescent que tout n'est pas sacrifice de sa part. Dans une conférence précédente M. le Dr Butte a proposé de mettre en garde, les élèves des classes supérieures, contre les dangers qui les attendent à la sortie du lycée. Pour ma part, je souscris pleinement à ses conclusions. Un mois avant la fin de la période scolaire le professeur de sciences naturelles céderait sa chaire au médecin du lycée. En quelques causeries accompagnées de projections ce dernier montrerait aux collégiens, qui dans quelques mois seront étudiants émancipés par leur baccalauréat, à quelles maladies parfois terribles pour eux et leurs descendants, ils peuvent être exposés. La terreur des lendemains pénibles est encore la meilleure des sauvegardes. Les moralistes purs trouveront peut-être que la crainte n'est pas la vertu! Qu'importe si elle lui ressemble et inspire, elle aussi, des décisions salutaires.

Du reste, les fondateurs des religions n'ont pas hésité à exploiter, et avec quel succès, ce sentiment, un des plus bas de l'âme humaine.

Mesdames, Messieurs, quelques mots encore pour terminer : après nous avoir entendu il ne faudrait pas nous accuser, à la légère, de poursuivre l'entreprise, aussi vaine que ridicule, de détruire les passions. Nos passions sont les principaux instruments de notre conservation et nous ne l'ignorons pas. Mais a t on le droit de conclure que toutes celles que nous sentons en nous et que nous voyons chez les autres sont naturelles? Leur source est naturelle, il est vrai; mais mille ruisseaux étrangers l'ont grossie : c'est bientôt un grand fleuve boueux qui s'accroît sans cesse et dans lequel on retrouverait à peine quelques gouttes de ses premières eaux. Nos passions naturelles sont très bornées : elles sont les instruments de notre liberté, elles tendent à la conservation de nous-mêmes et de l'espèce.

Toutes celles qui nous subjugent et nous détruisent nous viennent d'ailleurs ; la nature ne nous les donne pas, nous nous les approprions à son préjudice. Or ce sont ces dernières seules que nous nous proposons de combattre.

CHARTRES. — IMPRIMERIE DURAND, RUE FULBERT.

L'Hygiène Scolaire

BULLETIN TRIMESTRIEL

DE

LA LIGUE FRANÇAISE

POUR L'HYGIÈNE SCOLAIRE

On s'abonne à la librairie MASSON ET Cie, 120, boulevard Saint-Germain, à Paris (6e arrt).

Pour tout ce qui concerne la rédaction, s'adresser à M. L. BOUGIER, 12, avenue Trudaine, Paris, et 11, boulevard de l'Ouest, Le Raincy (S.-et-O.).

www.ingramcontent.com/pod-product-compliance
Lightning Source LLC
LaVergne TN
LVHW052035160826
845678LV00003B/1355

* 9 7 8 2 3 2 9 6 3 3 9 7 8 *